DE QUELQUES NOTIONS RÉCENTES

SUR

LA SYPHILIS

ET CERTAINS

ACCIDENTS VÉNÉRIENS

PAR

Le Dr GRELLETY

MÉDECIN CONSULTANT A-VICHY
SECRÉTAIRE DE LA SOCIÉTÉ DE THÉRAPEUTIQUE
MEMBRE CORRESPONDANT DE LA SOCIÉTÉ DE MÉDECINE ET DE CHIRURGIE DE BORDEAUX
MÉDAILLE D'ARGENT DES EAUX MINÉRALES
ETC., ETC., ETC.

—◄•►—

BORDEAUX

G. GOUNOUILHOU, IMPRIMEUR DE LA FACULTÉ DE MÉDECINE

II — RUE GUIRAUDE — II

—

1886

DE QUELQUES NOTIONS RÉCENTES

SUR

LA SYPHILIS

ET CERTAINS

ACCIDENTS VÉNÉRIENS

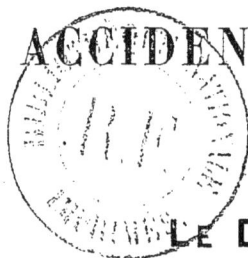

PAR

LE Dr GRELLETY

MÉDECIN CONSULTANT A VICHY
SECRÉTAIRE DE LA SOCIÉTÉ DE THÉRAPEUTIQUE
MEMBRE CORRESPONDANT DE LA SOCIÉTÉ DE MÉDECINE ET DE CHIRURGIE DE BORDEAUX
MÉDAILLE D'ARGENT DES EAUX MINÉRALES
ETC., ETC., ETC.

—◄•►—

BORDEAUX

G. GOUNOUILHOU, IMPRIMEUR DE LA FACULTÉ DE MÉDECINE

II — RUE GUIRAUDE — II

(Extrait des *Mémoires et Bulletins de la Société de Médecine et de Chirurgie de Bordeaux*)

DE QUELQUES NOTIONS RÉCENTES

SUR LA SYPHILIS

ET CERTAINS ACCIDENTS VÉNÉRIENS [1]

Les règles générales admises en syphiligraphie sont indispensables et excellentes en principe, à condition de réserver une place aux exceptions et aux surprises. En effet, dans la pratique, on se heurte à des cas bizarres, insolites, qui surgissent en dehors des données admises, d'une façon toute différente de ce qui se passe le plus souvent :

1° Tout d'abord, la roséole est loin d'évoluer avec la régularité chronologique, classique, de quarante-cinq jours après le chancre, qu'on lui attribue dans certains livres. C'est tout au plus une moyenne, car elle peut apparaître dans les premières semaines ou ne se montrer qu'après cinq ou six mois, ce qui constitue la dernière limite de la roséole typique. Il n'est pas téméraire de penser que cette longue période d'incubation serait assez favorable à des essais de vaccination, analogues à ceux que M. Pasteur pratique pour la rage.

(¹) Travail communiqué à la Société de Médecine et de Chirurgie de Bordeaux dans la séance du 9 avril 1886.

Mais il y a des sujets qui n'ont pas de roséole ordinaire et qui, vers le douzième ou le quinzième mois, offrent une roséole annulaire, circinée, qu'on a faussement appelée *roséole de récidive, roséole de retour,* lorsqu'elle se produit chez des individus qui ont eu une première atteinte dans les délais réglementaires. Ces mots sont mauvais, car la syphilis n'a pas de récidives ; elle a des poussées successives, ce qui n'est pas la même chose.

D'ailleurs, elle paraît être en rapport avec des excitations extérieures de la peau, avec une sorte de toxidermie consécutive à l'usage du bromure de potassium, du copahu, à l'application d'un thapsia, de la teinture d'iode, etc. Un simple refroidissement peut même être incriminé.

2° Des plaques syphilitiques distinctes de la roséole et presque contemporaines du chancre, qu'il ne faut pas confondre avec les syphilides ultérieures, peuvent se réunir et sécréter de façon à faire croire, à première vue, à un eczéma ou à un impétigo. Il importe de ne pas s'en laisser imposer par ces plaques externes qui sont identiques aux plaques des muqueuses, ont une virulence accentuée et sont des agents féconds de transmission, bien qu'elles soient l'indice d'une syphilis bénigne. Il faut les traiter, les cautériser, pour prévenir toute contamination.

3° Chez les vieillards, la syphilis offre toujours quelque chose en moins ; elle est incomplète, fruste. C'est surtout chez eux que les syphilides papuleuses se développent d'une façon très irrégulière et fort discrète. La tonicité vasculaire différente des régions explique cette variété de prolifération et d'ensemencement local.

4° En revanche, dans la deuxième période de la syphilis, dans les six premiers mois et même dans la

première année, on voit quelquefois se produire, surtout chez les femmes, une cachexie d'emblée, une
sorte de chloro-anémie suraiguë, avec dépression céré-
brale et prostration générale, qui offre une réelle
gravité. Elle existe en dehors de toute localisation
dans les centres nerveux et il importe, en pareil cas,
de relever tout d'abord le sujet, avant de songer au
traitement spécifique.

Sous l'influence de la grossesse, en particulier, la
syphilis intercurrente peut prendre un développement
fort exagéré ; on a vu les plaques syphilitiques devenir
géantes ; l'hypertrophie papillaire est telle qu'elle
donne aux tissus un aspect velvétique, qui rappelle
les grossissements du microscope. On en voit plusieurs
échantillons remarquables au musée de l'hôpital Saint-
Louis.

Bien entendu, il ne faut pas confondre les éléments
plats, caractéristiques de la syphilis, avec les condy-
lomes acuminés, en choux-fleurs, très végétants, qu'on
observe quelquefois à la vulve, vers le cinquième ou le
sixième mois de la grossesse, car ils disparaissent après
l'accouchement et n'ont aucune influence fâcheuse
pour l'avenir.

*
* *

La question de la syphilis contractée par la mère
post conceptionem est vraiment d'actualité, à cause de
la loi militaire qui sépare périodiquement les gens
mariés. Un époux, pendant la période des vingt-huit
jours, est entraîné par ses camarades ; il s'oublie à la
suite de libations et contracte la syphilis. Il revient au
logis ; sa femme est déjà enceinte ; il lui communique
son mal. Il peut en résulter un avortement, lorsque le
produit de conception est rapidement contaminé. Le
fait est rare cependant.

L'alimentation de cet enfant, qui vient au monde sans rien présenter d'anormal, soulève plusieurs problèmes importants : si la mère le nourrit, il y a danger pour lui; si on le confie à une nourrice mercenaire, il peut la contaminer ultérieurement. Il est plus prudent, en pareil cas, d'avoir recours au biberon; mais il devient indispensable de surveiller le sujet, de le peser, de manière à être sûr que son poids se développe d'une façon normale.

La syphilis contractée par une femme dans le cours de sa grossesse n'entraîne pas fatalement une tare originelle pour le fœtus. Peut-être naîtra-t-il avec la syphilis, mais comme il n'a pas été conçu avec un germe syphilitique, ce fait seul établit une distinction importante.

On n'a jamais vu une mère contracter la syphilis d'un enfant contaminé, du fait du germe paternel. Les autres membres de la famille peuvent être atteints en soignant ce rejeton suspect, mais la mère reste indemne, quoiqu'elle l'embrasse, le couche avec elle et lui donne le sein. Cette immunité semble tenir au fait même de la conception; elle paraît syphilisée et non syphilisable. Il est probable que, pendant la vie intra-utérine du fœtus, il se produit par la voie placentaire une sorte d'absorption d'un virus syphilitique atténué. M. Besnier pense que, si l'inoculation pouvait être tentée, on pourrait arriver à trouver le degré d'atténuation voulu et le point d'élection. Il estime dès à présent qu'il y aurait probablement avantage à ne pas passer par la voie lymphatique et se base pour cela sur une observation très importante qui s'est passée dans son service. Il y a un peu plus de trois ans, un malade, qui portait sur le gland et la région génito-crurale un psoriasis atypique, fut pris pour un syphilitique, de

l'avis même de M. Fournier à qui le sujet fut présenté.
On ne s'aperçut de l'erreur que quelques jours après;
mais dans l'intervalle on lui avait fait, sans précaution,
avec la seringue commune, en même temps qu'aux
autres syphilitiques du service, des injections de pep-
tone mercurique ammonique dans la région dorso-
lombaire. Dès lors, le malade fut surveillé pendant
trois mois avec le plus grand soin, surtout aux points
d'injection; mais on n'a jamais constaté aucun autre
accident qu'une roséole typique et de l'anémie. Le
traitement mercuriel fut donné et ce malade promit
de se représenter à la consultation à l'apparition du
moindre symptôme alarmant. Il n'a pas reparu, ce qui
permet de supposer qu'il n'a rien eu et que le virus
transmis par la seringue avait subi une atténuation
réelle, pour n'agir que localement et ne pas s'accom-
pagner d'autres accidents. C'est évidemment sur des
données analogues que se sont appuyés les médecins
qui ont caressé le rêve de la vaccination syphilitique.

Malheureusement, il y a une ombre à ce tableau :
c'est qu'on voit quelquefois apparaître des accidents
tertiaires graves chez les mères qui ont donné le jour
à un rejeton syphilitique. Dans les syphilis ignorées,
chez la femme, il faut se préoccuper de la possibilité
d'une infection antérieure analogue et, lorsqu'on est
fixé de bonne heure, prescrire le traitement spécifique,
par prudence, pour prévenir les dangers futurs.

Ces théories ne sont encore qu'à l'état d'ébauche,
mais quelque incomplètes quelles soient encore, elles
constituent un pas en avant dans la solution des nom-
breux points d'interrogation qui restent encore à
résoudre.

Dès à présent il est acquis que les fils de syphilitiques
ou de tuberculeux n'héritent pas fatalement de la tare

originelle; mais ce sont généralement des produits imparfaits, moins résistants, plus aptes que d'autres à la réceptivité morbide.

On peut dire qu'il existe deux sortes d'hérédité pour les maladies transmissibles, l'une complète, l'autre prédisposante; un père qui est atteint de ce qu'on peut appeler la *syphilis circulante,* c'est à dire en activité, la transmet *ipso facto* à son rejeton. Puis, il reste des années sans communiquer à ses descendants autre chose qu'une sorte de débilité primordiale.

Au point de vue du mariage et surtout de la procréation, des spécialistes admettent que la date un peu arbitraire de cinq ans est nécessaire, avant que le sujet contaminé puisse songer à se créer une famille. Il s'agit bien entendu d'une personne qui se sera soignée et cela n'exclut pas des précautions ultérieures.

★
★ ★

On s'occupe beaucoup de syphilis héréditaire depuis quelques années. On a trouvé entre la syphilis et la strume des points de contact, non soupçonnés jusqu'à ce jour. Bien des lésions considérées comme scrofuleuses sont maintenant attribuées à la syphilis. On ne se contente plus, par exemple, de l'expression de *tumeur blanche,* employée couramment autrefois; on veut savoir si cette arthropathie est d'origine syphilitique ou tuberculeuse et il en dérive des indications curatives différentes.

Lorsque la syphilis est en cause, avec l'iodure de potassium, donné pendant trois ou quatre mois, on obtient la guérison là où elle fut trop longtemps considérée comme impossible. Ce n'est pas la syphilis seule qui est attaquée avec succès; les gommes scrofuleuses sont elles-mêmes guéries, à condition que la peau ne soit pas préalablement ulcérée, par des injections avec une solution de 1 gramme ou 2 d'iodoforme dans 10 d'éther; il ne reste qu'un nodule et une petite cicatrice. De pareils progrès sont la conséquence des découvertes micrographiques de ces dernières années (1).

Dans les cas embarrassants, le facies et l'habitus extérieur des sujets constituent un élément de diagnostic qui n'est pas à dédaigner. Ils paraissent plus jeunes que leur âge; ils sont atteints d'infantilisme, d'atrophie génitale; le nez est déformé, le front aplati, les bosses frontales saillantes. Les scissures dentaires, la convergence des incisives, certaines lésions oculaires (kératiques surtout), auditives, etc., peuvent dénoncer la syphilis héréditaire qui, cependant, est plus rare qu'on ne croit et peut rester vingt et trente ans sans se manifester d'une façon ostensible. La description détaillée de ces caractères se trouve dans les leçons de M. Fournier.

Lorsqu'il n'existe pas de renseignements sur la famille, les lésions rétrospectives ne donnent pas la preuve absolue de la distinction entre la scrofulo-tuberculose et la syphilis héréditaire, mais il existe des raisons relatives, des probabilités, au sujet du siège et de l'aspect des lésions.

C'est ainsi que la lésion à forme festonnée de l'angle de l'œil représente presque la signature de la syphilis. En outre, au point de vue des lieux d'élection, il faut savoir que la syphilis se fixe de préférence sur le tibia, sans qu'il soit possible de dire pourquoi (2).

---

(1) En somme, lorsqu'il existe des tubercules sur un point de l'économie et qu'il est possible de les enlever, de les détruire, on doit le faire pour empêcher l'infection ultérieure.

(2) Les cicatrices à larges brides, avec varicosités, lorsqu'elles siègent dans les gaines des muscles sterno-cléido-mastoïdiens et dans la loge sous-maxillaire, dénoncent la scrofulo-tuberculose. La syphilis a, au

★
★ ★

Une des pierres d'achoppement de l'étude de la syphilis est la difficulté de diagnostiquer au début un
chancre syphilitique d'un chancre non infectant. Les
spécialistes eux-mêmes, dans les hôpitaux, sont souvent
embarrassés. Il n'y a plus d'*unicistes* à proprement
parler et on s'accorde généralement à admettre trois
espèces de chancre : le chancre syphilitique dit *induré,*
le chancre simple vénérien, qu'on se figure à tort être
toujours *mou,* et le chancre mixte de M. Rollet, qui a
prouvé que les deux chancres peuvent apparaître sur
le même terrain.

Il faut donc être toujours préoccupé de l'évolution
possible d'un chancre syphilitique derrière un chancre
vénérien et ne pas se prononcer d'une façon absolue
avant plusieurs mois.

L'apparition d'un bubon n'exclut pas la coexistence
d'un accident primitif suspect et l'inoculation elle-
même n'offre que des garanties relatives.

On peut dire au malade, en s'appuyant sur les
données connues : « Il y a des probabilités pour que
votre chancre ne soit pas syphilitique », mais il serait
imprudent de s'engager davantage. Cependant il peut
être nécessaire quelquefois de se prononcer sur la
nature d'un chancre. Un voyageur consulte en pas-
sant; il ne reviendra pas; on ne peut pas tenter sur

contraire, une prédilection pour la région cervicale postérieure. Ses
cicatrices sont décolorées, pâles ou simplement entourées d'une zone
hyperpigmentée, à la périphérie.

Lorsqu'une affection de la paume de la main n'est pas symétrique, il
y a de grandes chances pour qu'elle ne soit pas simple et qu'elle ait
une origine spécifique.

Puisque je parle de la syphilis palmaire, il ne sera pas superflu de
rappeler que, chez les malades qui ne travaillent pas, les syphilides de
la main n'épaississent pas, ne prennent pas l'aspect tuberculeux.

lui des inoculations ni le renvoyer à huitaine. Les inoculations sont d'ailleurs douloureuses et parfois lon-
gues à guérir. En les faisant au-dessus de l'ombilic,
on est moins exposé à voir surgir des accidents pha-
gédéniques et ganglionnaires qu'à la cuisse. Mais,
d'après des recherches récentes de M. Balzer, il est
possible de diagnostiquer un chancre mou d'emblée.
En le raclant, on constate au microscope des fibres
élastiques caractéristiques, qui ont été observées dans
de nombreuses préparations.

L'induration typique du chancre syphilitique existe
dans son atmosphère, dans son voisinage, et non sur
le plateau de la lésion initiale, comme dans le chancre
simple. Ce dernier présente souvent une certaine
résistance à la main, une sorte d'empâtement qui ne
se distingue de l'induration que parce qu'il est plus
restreint. Il faut, je le répète, une grande expérience
pour ne pas être trompé.

Les chancres mous du fourreau de la verge sont
excessivement rares; lorsqu'il en existe sur ce point,
on peut tout d'abord les considérer d'un mauvais œil.

Le chancre syphilitique ne laisse pas de traces visi-
bles, de macules appréciables après lui, à moins qu'il
n'ait été cautérisé ou traité intempestivement. Le néo-
plasme seul est détruit, mais les tissus sont respectés.
Un œil exercé peut, pendant quelques mois, reconnai-
tre l'empreinte du chancre; mais au bout de quelques
années, c'est une illusion que de la rechercher.

*
* *

Puisque j'ai parlé plus haut de bubons, on ne sau-
rait répéter avec trop d'insistance que leur ouverture
réclame beaucoup de précautions, un pansement par
occlusion, afin d'éviter la contamination des bords de

la plaie. Celle-ci peut en effet se faire par les poils, par les linges, avec la plus grande facilité.

En incisant un bubon avant son ouverture spontanée, on a remarqué que le pus n'était pas inoculable. Du reste, en détruisant le chancre mou dès l'origine avec le thermo ou l'électrocautère et en faisant un pansement antiseptique approprié, on empêche les auto-inoculations et toute éventualité ultérieure fâcheuse.

Le chancre mou détruit, il ne se produit pas de bubon virulent; car le mal vient du chancre même; la verge en effet, en se déplaçant, sème dans le voisinage le principe virulent. Pour peu qu'il y ait une érosion ou une plaie, dans les régions inguinales, ce sont autant de portes ouvertes à l'ennemi.

Pour éviter ce danger, il faut faire des lavages phéniqués, raser la région et la recouvrir de collodion ou de traumaticine (dissolution de gutta-percha dans le chloroforme). Le contact devenant ainsi impossible, on n'a plus rien à redouter.

Ce sont les globules purulents du chancre vénérien qui sont contagieux et non la sérosité; on s'en est assuré en les filtrant. Ils pénètrent par l'intermédiaire des lymphatiques jusqu'aux ganglions, mais leur action nocive s'arrête généralement, d'une façon à peu près complète, à cette première étape. Ils ne gagnent qu'exceptionnellement les ganglions pelviens et peuvent donner lieu à de l'adénolymphite, à de la péritonite; mais leur absorption n'est pas suivie d'infection générale.

M. Aubert, chirurgien de l'Antiquaille, à Lyon, prétend que le microbe, l'*inconnu* virulent du chancre vénérien, est détruit par la température des parties profondes de l'économie, qui oscille autour de 38°, et que c'est pour cela qu'il ne dépasse pas les ganglions inguinaux.

Cette théorie, assez plausible, est acceptable jusqu'à nouvel ordre et elle a reçu une espèce de sanction. Le bain à 40° facilite en effet la guérison et écarte les complications. On a essayé de divers procédés, des sachets de sable en particulier; mais on se heurte à une réelle difficulté en pratique.

★
★ ★

Peut-on dire d'avance si une syphilis sera grave ou non?

Il est difficile de se prononcer, en se basant simplement sur l'accident primitif; il existe cependant quelques données qu'il faut connaître : quelques médecins pensent que la syphilis contractée par l'intermédiaire d'une plaque muqueuse est plus bénigne que celle acquise au contact d'un chancre. Cela n'est pas démontré et paraît même faux.

En revanche, lorsque l'inoculation est courte et que le chancre apparaît dans la quinzaine qui suit l'infection, il y a de grandes chances pour que la syphilis soit sans gravité. Un chancre petit, bénin, douteux, sans adénopathies douloureuses, indique certainement un pronostic peu alarmant. Cela ne prouve pas que le virus soit atténué ou différent, mais bien que le terrain humain est peu propice. Au contraire, un chancre très accusé, avec phagédénisme et pléiade ganglionnaire intense, doit faire redouter l'avenir.

La vigueur ou la faiblesse du sujet ne paraissent pas avoir une action significative; on voit des jeunes gens débiles être beaucoup mieux partagés que d'autres qui paraissent avoir un physique irréprochable. La scrofule paraît cependant aggraver la situation; la syphilis

survenant chez un sujet offrant des manifestations scro-
fulo-tuberculeuses comporte un pronostic pessimiste
et exige l'usage de tous les toniques capables d'accroî-
tre la résistance.

Il ne m'est pas possible d'entrer dans de longs dé-
tails et surtout de parler amplement des déductions
plus connues qu'on peut tirer plus tard de l'aspect des
syphilides, de l'intoxication alcoolique, de l'état athé-
romateux des artères, etc... Je me contenterai d'indi-
quer comme favorables les symptômes suivants :

1º Je citerai d'abord la roséole érythémato-macu-
leuse annulaire, qui ne survient qu'à une période
relativement éloignée, un an ou deux, de l'infection
syphilitique, ce qui la distingue de la roséole du début.

Ces efflorescences sont considérées comme bénignes ;
elles indiquent une sorte d'élection du poison spécifique pour la peau et fournissent l'indication de l'élimi-
ner, par la sudation, les bains de vapeur, l'exercice,
qu'on délaisse beaucoup trop, aussi bien que les diurétiques et les purgatifs, qui facilitent cette élimination
par les reins et par l'intestin ;

2º Lorsqu'il existe simultanément une roséole et des
placards syphilitiques, déprimés au centre, avec an-
neau infiltré et bord rosé, on peut en conclure, bien
que les avis ne soient pas unanimes à ce point de vue,
que la syphilis est récente et qu'elle sera bénigne ;

3º Les syphilides en corymbe peuvent durer plusieurs années et envahir de nouveau le tégument,
quinze et vingt ans après ; par conséquent, il ne faut
pas les attribuer le plus souvent à un accident rappro-
ché. Malgré cette circonstance singulière de récidive,.
leur bénignité est absolue ;

4º Il ne faut pas se laisser épouvanter outre mesure
par la présence de lésions au sommet du poumon d'un

syphilitique; elles disparaissent quelquefois avec le traitement et en même temps que les autres accidents, ce qui permet d'établir une certaine parenté.

On peut également avoir, sous l'influence de la syphilis, une néphrite avec anasarque, donnant lieu aux accidents habituels de la néphrite; mais avec cette différence énorme qu'elle est curable et que l'iodure de potassium est toléré.

L'iodure de sodium, qui est infiniment moins toxique que l'iodure de potassium pourrait être prescrit de préférence, de façon à être administré et plus longtemps et à plus haute dose.

Du reste, les sujets atteints de syphilis grave supportent très bien l'iodure de potassium, à des doses variables de 4 à 8 grammes, sans complications oculaires, sans acné, en un mot sans intolérance.

Le médicament agit cependant, ce dont il est facile de se convaincre en l'interrompant.

*
* *

Lorsque le chancre du début est insignifiant, peu développé, on a toutes les peines du monde à obtenir un traitement régulier, suivi, des intéressés; souvent même ils ne se préoccupent pas de ce qu'ils appellent un *petit bobo*. Cette indifférence est très regrettable et le médecin ne doit pas l'encourager; car, lorsque la syphilis n'a pas été traitée au début, c'est une lacune irréparable, qu'on parvient bien difficilement à atténuer plus tard. C'est même vrai pour les syphilis absolument bénignes d'emblée, triées en quelque sorte par M. Diday et non traitées systématiquement, de parti pris; ces privilégiés sont à l'abri des premiers accidents, mais ils ne sont pas garantis pour plus tard.

Si les lésions osseuses et péri-osseuses de la syphilis ont beaucoup diminué, cela tient à ce qu'on traite mieux et plus tôt la maladie primordiale. Lorsqu'on a péché par incurie, on est obligé de surveiller alors le sujet et d'élever les doses médicamenteuses. Lorsqu'il n'y a pas eu de traitement mercuriel au début, le traitement mixte s'impose dans les phases ultérieures de la maladie.

Pour rendre le mercure tolérable, on peut l'associer à l'opium et à la gentiane de la façon suivante :

Protoiodure de mercure.......	5 centigrammes.
Extrait thébaïque............	2 —
Extrait de gentiane...	10 —

Il ne faut pas en commander cent pilules à la fois, car elles se durcissent ou se décomposent avant leur emploi. Mieux vaut renouveler les doses.

En outre, pour éviter la stomatite, il est indispensable de toucher les gencives, plusieurs fois par jour, avec un mélange à parties égales de poudre porphyrisée impalpable, faite avec du chlorate de potasse, du charbon de peuplier et du quinquina.

Pour le plus grand nombre des syphilitiques, le mercure administré en solution (20 grammes de liqueur de Van Swieten dans un demi-litre de lait bouilli) paraît plus efficace qu'avec la forme pilulaire. Il y a avantage à traiter les malades de très bonne heure. On ne réserve plus comme jadis l'iodure de potassium pour les accidents ultimes; sans doute les préparations hydrargiriques doivent prédominer au début et l'iodure dans les dernières phases de la maladie; mais enfin les deux médicaments paraissent se compléter mutuellement et être plus énergiques, lorsqu'ils sont administrés simultanément.

1 gramme d'iodure associé à 10 grammes de liqueur

de Van Swieten paraît agir aussi bien que 3 grammes administrés isolément. Ce mélange rend l'action du mercure plus incisive, plus complète et répond, d'une façon assez heureuse, au reproche que nous font les étrangers de ne pas donner le mercure à dose assez élevée.

La médication mixte divisée (liqueur de Van Swieten le matin, iodure de potassium dans la journée, donné selon la tolérance) est particulièrement indiquée dans les petites tumeurs nodulaires ou gommes hypodermiques, qui surviennent dans les premières années de la syphilis. Il faut les traiter pour que la peau ne se perfore pas et que les ulcérations ne grandissent pas.

Grâce aux injections mercurielles, qui sont actuellement acceptées d'une façon unanime, dans certains cas déterminés, et dont je me contenterai de faire mention, nous sommes vraiment armés contre la syphilis.

L'épreuve thérapeutique nous permet même de diagnostiquer complètement les affections similaires : le psoriasis annulaire par exemple, connu sous le nom de *lèpre vulgaire*, ressemble à une syphilide en cercle et il faut donner le plus souvent l'iodure de potassium (3 grammes dans un litre de lait bouilli), pour se faire une opinion.

Le traitement peut encore servir de pierre de touche, pendant une quinzaine de jours, pour distinguer le lupus tuberculeux des saillies de la syphilis en corymbe.

Un autre moyen de se faire une conviction en pareil cas, c'est de traverser le syphilome avec une aiguille, ce qui ne peut être fait pour le lupus, étant donnée à sa dureté.

Les syphilides tertiaires, tuberculo-gommeuses, localisées, térébrantes, sont presque toujours en rapport avec une syphilis ignorée ou se rencontrent chez des sujets qui n'ont pas été traités au début. Il importe de réparer sans retard le temps perdu et de prescrire simultanément le mercure (15 gr. de liqueur de Van Swieten) et l'iodure de potassium (2 à 3 gr.).

Dans certaines balano-posthites ulcéreuses, on est quelquefois obligé de tenter l'inoculation, pour savoir si on est en présence d'un chancre simple ou d'une syphilis ancienne ulcéreuse. Si un pansement à l'iodoforme, avec un peu de ouate par dessus, suffit pour entraîner une prompte guérison, il y aura lieu d'être rassuré.

L'iodoforme ne doit être appliqué que dans la période atonique des lésions ; sans cela il peut les irriter.

Quelques médecins soutiennent actuellement, en Italie, qu'avec deux injections de 10 centigrammes, à quinze jours d'intervalle, dans la région fessière, qui est très tolérante, on peut, au début d'une syphilis arrêter l'intoxication spécifique et prévenir les complications ultérieures.

Le mercure serait, en quelque sorte, emmagasiné et servirait à stériliser le terrain syphilitique. On comprend l'importance d'une pareille découverte, si elle vient à se confirmer : le tube digestif ne souffrira plus des traitements de longue durée et on ne sera plus obligé d'immobiliser les malades dans les hôpitaux; mais la théorie demande à être étayée sur un plus grand nombre de faits. En attendant, il faut ne rien négliger, pour n'avoir rien à se reprocher; lorsque le chancre est en voie de guérison, qu'il bourgeonne, il doit être traité comme une plaie ordinaire. Il est parfois nécessaire de réprimer ses bourgeons avec le nitrate d'argent. Les cautérisations ne sont utiles qu'à ce moment.

C'est à tort qu'on abandonne à elle-même l'alopécie syphilitique; lorsqu'elle est bénigne, quelques soins de propreté, des lotions ou des frictions avec une brosse douce imprégnée d'alcoolat de romarin ou de tout autre alcool, ou un mélange d'alcool et de soufre à 5 % suffisent pour l'arrêter. Mais lorsqu'elle est abondante, il faut couper régulièrement les cheveux, même chez les femmes. Elles portent alors une perruque, ce que beaucoup font du reste sans en avoir besoin, et on peut alors surveiller facilement le cuir chevelu. M. Besnier recommande en pareil cas les frictions avec un mélange à parties égales de chloroforme, d'acide acétique cristallisable et de teinture de cantharides.

Le soir, la tête doit être graissée avec une pommade à 5 ou 10 % de soufre précipité et d'axonge. Les onguents mercuriels sont réservés pour les syphilides tuberculeuses; appliqués sur la tête, contre l'alopécie, ils seraient plutôt nuisibles qu'utiles.

L'emplâtre de Vigo, qui est si fréquemment prescrit dans la syphilis, est de consistance trop épaisse, pour pouvoir être employé sans addition d'une substance oléagineuse. Il faut le diluer et l'étendre avant de s'en servir.

Ce n'est pas assez d'administrer les médicaments considérés comme spécifiques de la syphilis. Il faut en surveiller les manifestations et en favoriser l'élimination, chez les sujets dont les émonctoires naturels ne fonctionnent pas d'une façon irréprochable.

D'une façon générale, les préparations mercurielles facilitent les fonctions intestinales. On pourrait cependant interrompre le traitement, une fois par semaine, pour donner un léger purgatif. Comme je l'ai déjà dit, le rein doit aussi être stimulé par les diurétiques et la peau par des bains sulfureux.

On s'est demandé s'il y avait des rapports entre l'as-

phyxie symétrique des extrémités et la syphilis. Cela
est probable; de même que les diathèses, les états
constitutionnels, qui entraînent une dénutrition générale, peuvent être incriminés à bon droit. Dans ce cas,
comme dans la gangrène symétrique, les inhalations
d'oxygène amènent rapidement une modification favorable.

Les syphilitiques ont enfin besoin d'une bonne nour-
riture, d'un excellent régime, avec exclusion de l'alcool
et de tous les mets trop excitants. Les vins généreux
et l'alcool peuvent cependant être autorisés, en présence de la cachexie d'emblée, dont j'ai parlé pré-
cédemment. La suppression de l'alcool et du tabac
devient indispensable, dans le cas de syphilis scléro-
gommeuse de la langue.

⁎
⁎ ⁎

Je m'arrête ici, car je n'ai voulu poser que quelques
jalons et mettre en relief divers points qui ne sont pas
suffisamment connus.

C'est ce qui excusera, je pense, l'espèce de décousu
de ma communication. Je dois dire, en terminant,
qu'elle est un écho, un pâle reflet, du moins dans ses
meilleures parties, du brillant enseignement de mon
excellent maître et ami, le professeur Besnier, médecin de l'hôpital Saint-Louis. Je fréquente son service,
pendant l'hiver, depuis de nombreuses années et il est
juste de reconnaître qu'on n'en sort jamais sans em-
porter quelque notion importante, des aphorismes
précis, des règles bien nettes, qui méritent d'être vul-
garisées.

J'ai recueilli de la sorte de précieux documents, dont
je serai heureux de faire bénéficier nos confrères.
Le bienveillant accueil de la Société me prouve que
je ne me suis pas trompé dans mes prévisions!

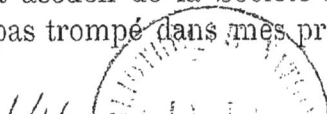

PRINCIPALES PUBLICATIONS DU D' GRELLETY

1873. **De l'hématurie dite « essentielle ».** In-8º de 70 pages.

1874. **Vichy-Médical.** Guide des malades. In-12 de 360 pages.

1876. **De l'hygiène et du régime des malades à Vichy.** 2ᵉ édition, 1884. In-12 de 132 pages.

    Du merveilleux au point de vue médical, G. Baillière. In-8º de 86 pages.

1878. **Contribution à la thérapeutique des dermatoses de nature arthritique,** G. Baillière. In-8º de 48 pages.

1879. **Bibliographie de Vichy.** In-8º de 70 pages. (Mémoire couronné par l'Académie de Médecine.)

    Du climat de Nice. In-8º de 20 pages. Paris, Hennuyer.

1880. **Le mariage. Ses joies et ses devoirs.** Édition elzévir sur papier de Hollande. In-12 de 120 pages. (Médaille d'honneur de la Société d'Encouragement au bien.)

    Analyse et Compte rendu des dix-sept thèses d'agrégation en médecine. G. Masson. In-8º de 130 pages.

1881. **Notice médicale sur les eaux de Vichy,** suivie d'une *réfutation de la cachexie alcaline.* In-18 de 74 pages. Traduit en plusieurs langues.

1883. **Traité élémentaire de la fièvre typhoïde.** In-8º de 420 pages. A. Delahaye et Lecrosnier. Prix : 5 francs.

1884. **Pour tuer le temps. Livre d'heures... perdues.** Imp. Bougarel. In-12 de 300 pages. Prix : 2 fr. 50.

1886. **Vichy et ses eaux minérales.** 4ᵉ édition. In-12 de 530 pages. A. Delahaye et Lecrosnier. Prix : 3 fr. 50.

www.ingramcontent.com/pod-product-compliance
Lightning Source LLC
Chambersburg PA
CBHW070147200326
41520CB00018B/5326